NOTICE

SUR LES

BAINS DE MER DU CROISIC

par le docteur REVILLOUT

INSPECTEUR HONORAIRE DES EAUX THERMALES DE LUXEUIL

Médecin-Inspecteur des bains de mer du Croisic, etc.

TOURS

IMPRIMERIE LADEVÈZE.

1855

NOTICE

SUR LES

BAINS DE MER DU CROISIC

par le docteur REVILLOUT

INSPECTEUR HONORAIRE DES EAUX THERMALES DE LUXEUIL

Médecin-Inspecteur des bains de mer du Croisic, etc.

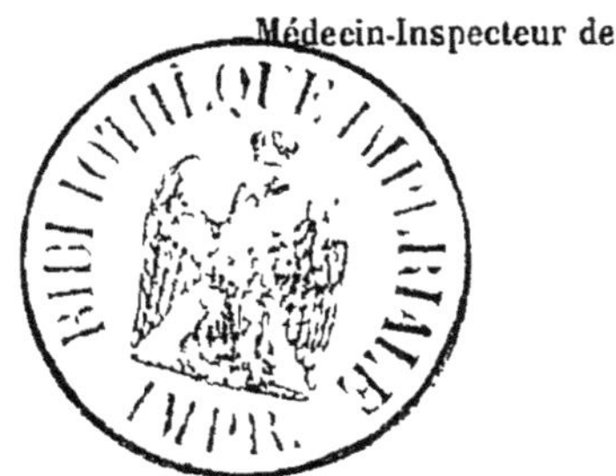

TOURS

IMPRIMERIE LADEVÈZE.

1855

Je n'avais point l'intention d'écrire sur les bains de mer du Croisic, surtout en ce moment; mais il y a de ces positions qui l'emportent sur la volonté la plus arrêtée, et un inspecteur ne peut pas toujours garder le silence.

Supposons, par exemple, qu'un entrepreneur ait l'idée de faire force tambourinages, de placarder force affiches pompeuses sur les murs de toutes les villes de France, pour annoncer avec fracas qu'il possède sur un point du littoral un établissement type et sans analogue, où l'on trouve un système hydrothérapique complet, douches de toute espèce et mille autres choses merveilleuses. Supposons que, pour donner un air de vérité à ces publications ébouriffantes, notre spéculateur fasse annoncer par la voie du journal l *Union bretonne*, sans autre consentement que le sien, que le docteur Revillout, inspecteur des bains du Croisic, dirige son établissement hydrothérapique :

Supposons que, pour mieux capter la confiance publique, notre industriel fasse répandre une brochure sous le titre de *Notice médicale sur les bains de mer*; où on explique comment se donne dans son établissement l'eau de mer sous les formes les plus variées; où l'on décrit les appareils de douches, de bains de vapeur, et le reste, qui permettent de satisfaire à tous les cas morbides et à toutes les exigences de l'imagination la plus désordonnée; où l'on fait voir l'eau de mer s'y donnant en poussière, et les bains s'y prenant dans des bassins renouvelés des Grecs ou des Romains; où, pour couronner l'œuvre, on parle des heureux résultats médicaux obtenus de ce beau système qui n'existe point encore. Supposons enfin, que cet écrit anonyme me soit généralement attribué, soit parce qu'on a intérêt à le laisser croire, soit par la force des choses. Me voilà forcé d'en refuser la paternité; me voilà forcé de dire que, si l'auteur trouve bon de garder l'anonyme, moi je trouve utile de décliner toute responsabilité; parce que je suis médecin praticien, parce que cette brochure, bien que ne manquant pas d'un certain mérite littéraire, n'est tout au plus que l'œuvre théorique d'un médecin qui n'a pas expérimenté sur les bords de la mer, et parce qu'enfin, il eût été fort mal à moi de venir tromper aussi effrontément le public.

Supposons encore qu'on vienne chez moi se plaindre de manœuvres dont le plus souvent on a l'air de me croire complice; que chaque jour on vienne me demander s'il peut être permis d'annoncer comme existant, comme fonctionnant, comme ayant déjà fonctionné et produit les résultats curatifs les plus beaux, des appareils qui ne sont point encore établis. Supposons que, de l'air le plus mécontent, on vienne me dire : « Croyez-« vous, Monsieur, que des mensonges feront bien les affaires « du pays? croyez-vous que ce n'est pas une indignité de faire « entreprendre inutilement à des personnes souffrantes de longs, « fatigants et coûteux voyages ? Mais quel est donc le rôle d'un

« inspecteur de bains de mer! est-il donc semblable à celui d'un
« évêque *in partibus infidelium.* » Supposons que des personnes, dont les souffrances physiques n'absorbent point toutes les
pensées, viennent me demander le plus sérieusement du monde,
si tout ce bruit, toutes ces annonces pompeuses ne sont pas
simplement un moyen de faire un appel fructueux à de crédules
actionnaires; supposons que des esprits charivariseurs soutiennent
que dans toute cette affaire on a pris pour type le savant *Marmus*
de Balzac, à l'article intitulé: *Guide-âne, à l'usage des animaux
qui veulent parvenir aux honneurs*, dans *les Animaux peints
par eux-mêmes.* Me voilà forcé de répondre avec toute la pa-
tience possible, que je suis étranger à tous ces calculs, que je n'ai
point à m'occuper si un original s'amuse à semer son argent
pour élever des constructions inutiles, bonnes seulement à fi-
gurer dans des affiches, des prospectus et des plans. Que si sa
passion pour les bassins lui en fait construire dans une cave,
dans la mer, dans une façon d'hippodrome, voire même de
suspendus comme les jardins de Sémiramis, cette manie, loin
de leur nuire, ne pourrait que désopiler leur rate, et que la
distraction et la gaîté sont de puissants auxiliaires pour la santé.
Que le mécontentement de quelques personnes trompées n'aurait point pour le pays l'effet pernicieux dont on le menace,
parce que tout ce qui prête à rire amuse la multitude et que
celui qui rit n'a pas de rancune. Qu'il est possible que notre
entrepreneur ait pris pour type le savant Marmus, et qu'il ait
mis en pratique cette maxime de Balzac : *Il faut être deux
pour enfanter une œuvre, l'un l'inventant, l'autre l'annon-
çant au monde*; mais que je n'ai rien à voir dans semblable
tripotage, attendu que je ne suis point l'auteur anonyme qui
joue le rôle de compère; que d'ailleurs je ne saurais à quel
honneur il pourrait avoir la prétention de parvenir, à moins
cependant que ce ne soit à la décoration. Que si les devoirs des
inspecteurs de bains de mer sont définis, leurs droits ne le sont

point encore assez pour qu'un maire puisse trouver dans le bulletin des lois l'article qui les sanctionne. Que d'ailleurs les constructions les plus inutiles du monde ne nuiraient en rien aux choses utiles que pourrait présenter le pays, et que quant aux promesses trompeuses, il ne faudrait pas se hâter de conclure de plusieurs années de déception à l'impossibilité de trouver autre chose.

Tout ceci n'est qu'une supposition pour montrer au public qu'un inspecteur peut se voir parfois dans la nécessité d'écrire pour se décharger de la responsabilité, soit de toutes les excentricités qu'un farceur peut s'amuser à publier sous le voile de l'anonyme, soit de toutes les inventions plus ou moins saugrenues qui peuvent venir à l'idée de quelque entrepreneur entêté. Maintenant il me semble que, dans un cas pareil, le meilleur moyen pour l'inspecteur de remplir ce double but serait d'indiquer dans une courte notice quelles sont les choses utiles que l'on doit être sûr de trouver dans les établissements qu'il inspecte. Et c'est pourquoi je vais exposer en peu de mots les avantages que présente le Croisic; et puis, pour donner un certain format à cette notice, je terminerai par quelques considérations médicales sur l'usage des bains de mer, chapitre que j'extrais d'un grand ouvrage que je vais publier bientôt.

DES BAINS DE MER DU CROISIC.

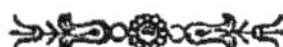

Désormais , et indépendamment de toute soi-disant direction , l'avenir du Croisic est assuré comme ville de bains de premier ordre , parce que ce pays offre aux étrangers des avantages qui ne se rencontrent pas partout. En parlant ainsi, je ne songe, ni à l'aspect pittoresque des salines , ni à l'originalité et parfois l'élégance des costumes des paludiers , ni à la singularité de mœurs et de coutumes qui rappelle des temps éloignés, ni à aucuns des autres points de vue curieux sous lesquels ce pays offre un vaste champ aux études du penseur, de l'artiste ou du poète. Je veux seulement faire allusion à des avantages beaucoup plus matériels , beaucoup plus palpables et non-moins utiles.

Outre les trois hôtels principaux tenus par MM. Deslandes, Guilloré et Lejart, de nombreuses pensions à des prix très-modérés , de vastes appartements ayant vue sur la baie et auxquels se trouvent adjointes des cuisines particulières pour se faire servir, soit par ses propres domestiques, soit par des cuisinières que l'on trouve facilement dans la localité, enfin une multitude de logements de tout genre et des vivres à très-bas prix : voilà pour la table et le couvert. En fait de distractions, chevaux pour les cavalcades, voitures pour les promenades, barques de plaisance pour les courses en mer, etc.; et de plus des omnibus qui transportent partout, et, chose merveilleuse, des collines artificielles aux longues allées boisées pour se mettre à l'abri des rayons du soleil, ou aller respirer la fraîcheur du soir.

Maintenant les plages, tant sur la baie que sur la grande mer, et, en premier lieu, la plage Valentin, qui, garnie d'un sable très-fin et courbée en amphithéâtre sur la grande mer du côté du sud, présente d'un côté l'air marin par excellence, le bruit des vagues, cette vue sans limite qui donne tant à penser; tandis que si l'on se retourne on a devant soi, d'un côté le Croisic avec ses promenades, de l'autre le bourg de Bast avec sa tour et les ruines de sa chapelle gothique; et puis les salines naturelles, les paludiers en costumes du xvie siècle, les sauniers galopant sur leurs robustes petits chevaux bretons; et enfin, dans le fond, la baie tantôt en partie à sec, tantôt sillonnée de bateaux, et que dominent les remparts de l'antique ville de Guérande.

A cette plage magnifique non seulement on peut se baigner à toute heure; mais on peut presque choisir le degré de percussion qu'on désire dans les lames. Car tandis qu'à marée haute la vague arrive avec toute sa puissance, à marée basse, le sol sur une grande étendue est d'une profondeur uniforme, assez grande pour le bain, pas assez pour mettre en danger; et en même temps la vague, arrêtée par une barrière de rochers, puis s'affaissant sur un fond plat, n'arrive plus qu'à l'état de simple lame excitante. Ajoutez à cela l'habileté de Valentin comme maître nageur, et vous aurez l'explication de la vogue croissante de cet établissement, auquel on ne peut reprocher qu'une seule chose, l'insuffisance d'un seul omnibus et de trente cabanes.

A côté de cette belle plage, qui les domine et les jette dans l'ombre, nous devons citer celle de M. Deslandes et celle des Petites-Femmes. Cette dernière ne permet le bain que pendant la marée haute, comme celle de M. Deslandes, ce qui force tous les jours à changer les heures du bain et par conséquent les heures des repas; mais elle offre de plus l'avantage d'être protégée par une ceinture de rochers qui, en cas de gros temps, diminue de beaucoup la violence des vagues.

En outre il existe des bains chauds à l'hôtel Deslandes et à la plage Valentin. Maintenant on nous promet : établissement hydrothérapique à la plage Deslandes, établissement hydrothérapique à la plage Valentin, imitation à cette dernière des procédés employés en Angleterre pour régler le bain de mer; et ce ne sont pas là de vaines promesses, puisque l'établissement Deslandes est en construction.

Nous ne parlerons pas des souvenirs historiques, des légendes curieuses de ce petit coin de la France qui, dans un rayon de deux lieues à peine, a vu se mesurer toutes les grandes races qui se sont disputé l'empire de l'Occident. Bretons, Romains, Saxons, Normands, Anglais, Français, puis protestants et catholiques, sont venus y lutter à leur tour. Les armées de Duguesclin et de Clisson sont venus mettre le siége devant ses villes, et Guérande souvent détruite, puis aussitôt rebâtie, mais diminuant chaque fois l'étendue de son enceinte, Guérande, avec ses vieux murs, ses vieilles tourelles et sa vieille cathédrale, domine encore comme un souvenir sur cette contrée qu'elle protégeait autrefois.

Nous renverrons à l'ouvrage de M. Caillot les personnes qui desireraient connaître tous les souvenirs qui se rattachent à cette petite presqu'île : l'histoire éphémère de l'évêché de

Guérande, la fondation du bourg de Batz par une race étrangère, l'ancienne prospérité du Croisic, lorsque cette ville offrait au roi de France un vaisseau tout armé et tout garni d'hommes pour le siége de la Rochelle, et lorsqu'elle avait l'insigne honneur de décider du gain d'une bataille navale contre les Anglais, nos implacables ennemis d'alors, nos sincères alliés d'aujourd'hui.

Si mon intention eût été d'écrire un ouvrage médical sur l'action des bains de mer et de l'hydrothérapie en général, j'aurais voulu traiter à fond cette question en m'appuyant sur de nombreuses observations personnelles plus encore que sur les livres classiques ; car j'aurais cru faire injure à des médecins en leur adressant des théories que tous doivent connaître et que tout le monde répète sans savoir bien souvent pourquoi. Mais ceci n'est qu'une simple brochure d'à propos qui ne m'a été inspirée que par mon intérêt pour les établissements du Croisic et par la crainte de les voir placés sur le même rang que les mines de bitume marocain dont Flouchippe était le gérant dans Jérôme Paturot. Aussi ne dirai-je ici que bien peu de chose.

Tout a été dit et écrit à propos des bains de mer. La vogue s'y était portée, la mode s'en était mêlée et on a voulu les trouver bons pour toutes les affections, absolument comme les Thermes de Plombières ou tels autres établissements fameux qui doivent tout autant de leur réputation médicale au beau monde qu'ils savent attirer qu'à leur efficacité réelle. Aussi pour les bains de mer, comme pour tout autre remède à la mode, il a bientôt surgi une théorie qui les appliquait à tous les cas. On a dit : le bain de mer est un remède stimulant qui convient merveilleusement dans tous les cas de scrofule avec faiblesse générale, comme avec lésion des os ; à plus forte raison doit-il convenir dans tous les cas où la débilité est beaucoup moins grande, soit que le malade soit naturellement lymphatique, soit qu'il ait été épuisé par de trop grandes émissions sanguines, par des veilles, par des excès ou par de longues maladies exigeant une diète prolongée.

Telle est maintenant la formule générale pour les bains de mer : *Le bain de mer est un stimulant*, et l'on envoie aux bains de mer tous ceux dont l'économie est plus ou moins affaiblie.

Et pourtant, si l'on se rend compte par l'expérience au -bord de la mer de l'action réelle du bain à la lame, on est bientôt obligé d'abandonner, au moins en partie, les espérances qu'avait fait concevoir une pareille théorie.

Oui, certainement le bain de mer est un excitant ; mais c'est à la manière des coups de fouet. Il porte la chaleur et la révulsion sur la peau ; mais c'est après avoir concentré le sang quelque temps sur les organes intérieurs par l'action naturelle du froid. Il agit, en un mot, par la réaction beaucoup plus encore que par quelques propriétés particulières et spéciales que lui communiqueraient les sels qui entrent dans sa composition. Il faut pourtant avouer que l'excitation que produisent ces sels appliqués sur la peau facilite singulièrement la réaction que l'on recherche ; mais c'est à cela que devra se réduire le plus souvent leur véritable puissance. Bien certainement si, au lieu de quelques minutes, on pouvait prolonger longtemps et dans tous cas la durée du bain à la lame , on aurait un bien plus grand compte à tenir de l'action particulière de chacun des sels dont se compose l'eau de mer. Alors seulement, on pourrait se vanter d'en multiplier à son gré la puissance , en en augmentant la concentration. Mais, s'il est possible, dans des cas très-rares, de faire supporter sans danger des bains durant des heures entières , le plus souvent on trouvera comme obstacle la crainte de rendre la réaction impossible, ou d'épuiser la vitalité dans un effort trop prolongé.

On oublie trop, lorsqu'il s'agit des bains de mer, ce que l'expérience des autres excitants vient nous apprendre tous les jours. Certainement, si vous pouviez augmenter indéfiniment l'exercice de cet enfant qui peut à peine se tenir debout, vous auriez l'espoir de voir plus vite ses muscles se reformer sous l'empire de cet agent excitant ; mais le pouvez-vous et la fatigue trop grande ne viendra-t-elle pas au contraire détruire en un jour tout le bienfait que vous auriez pu tirer pendant des semaines d'un exercice bien réglé ? Un verre de vin nous est parfois utile, est-ce une raison pour en boire une bouteille? Le vulgaire dit : *Les bains de mer ne font habituellement pas de mal à un individu en bonne santé ; donc ce n'est pas un remède bien puissant ni bien actif, ni bien à craindre en cas d'excès.* Et l'exercice, encore une fois, fait-il du mal à cet individu robuste? appliquez-le de même et sans ménagement à cet individu malade !

Mon Dieu, ces notions sont si simples et si vulgaires que je ne puis m'expliquer comment elles ne sont pas sans cesse présentes aux yeux de tout le monde. Eh bien ! aussitôt aux bains de mer, chacun les oublie. On veut prendre le plus de bains possible, parce que, si un bain doit produire un effet égal à un , cent bains produiront sans doute un effet égal à cent, et sous l'empire de cette pensée, les personnes les plus faibles,

les plus débiles, celles qui auraient au total besoin des plus grands ménagements dans l'administration d'un remède héroï-que, sont celles-là qui toujours se montrent les plus obstinées à se l'appliquer à tout propos le plus longtemps possible.

Tous les ans de nombreux exemples viennent avertir le public du danger de ces excès et c'est toujours inutilement. Aussi lorsque je viens moi-même dire ces choses, ce n'est pas que j'es-père un plus grand succès que les autres, mais c'est que tous les jours des milliers d'exemples sont venus exciter ma bile contre l'imprudence de ces gens qui prescrivent le bain de mer avec autant de légèreté qu'ils prescriraient une tasse d'infusion de tilleul ou un verre de limonade.

Ainsi cette année dans les premiers d'août arrivait au Croisic, pour y prendre des bains à la lame, Mlle Stoltz, sœur d'un mécanicien de Paris. Depuis quelque temps et à la suite, m'a-t-on dit, d'une ancienne fissure à l'anus, guérie par déchire-ment, cette demo iselle avait maigri beaucoup et tous les jours davantage. Ses digestions étaient devenues difficiles, ses forces s'affaiblissaient de plus en plus, et, après bien des hésitations sur le siége du mal, ses médecins à Paris, M. Lebaudy et un autre, déclarèrent que c'était une affection de la moëlle épinière et prescrivirent des bains de mer à la lame de *dix minutes* de durée. Lorsque Mlle Stoltz arriva au Croisic, quoique très-affaiblie et très-amaigrie, il n'y avait rien encore dans son état qui pût donner l'idée d'une mort prochaine. La malade, ne croyant pas avoir besoin de consulter le médecin des bains, alla se plonger dans la mer et y resta le temps que lui avaient prescrit ses médecins de Paris, malgré la difficulté qu'elle éprouvait à résister au froid. Avant le quatrième bain, elle était frappée d'une attaque d'apoplexie presque foudroyante qui fut prise pour une série de symptômes nerveux et traitée par les potions calmantes ; et lorsque, après trois jours d'agonie, le frère crut devoir en appeler à moi, je n'avais plus rien à faire pour cette pauvre fille que les bains de mer avaient tuée , car elle mourut quelques instants après.

Il ne faut pas que l'on se figure que ceci n'était qu'un cas isolé et un simple accident qu'on ne pouvait prévoir. Toutes les fois que l'économie a été profondément débilitée, que les organes ont perdu leur tonicité , que les vaisseaux ont perdu leur résistance , ce ne sera plus qu'avec un extrême danger que l'on pourra exciter une violente réaction dans l'économie. Beaucoup seront atteints pendant le bain même, soit qu'incapable de réaction le sang s'infiltre dans les organes lorsque le froid le chasse de la périphérie, soit que l'apoplexie vienne les surprendre pendant la fièvre générale qui accompagnera la réaction. D'autres, au contraire , pourront pendant quelque temps paraître se bien trouver de l'action des bains ; leurs digestions sembleront plus faciles, leurs membres plus souples ; mais à cette activité factice et fébrile , résultat du coup de fouet , succéderont bientôt des accidents terribles, résultat eux aussi de l'excitation trop grande appliquée mal à propos. Ce que je dis là est un fait général et que tous les inspecteurs de bains de mer auront eu l'occasion de vérifier plus d'une fois.

Ainsi, règle générale, toute personne qui a perdu la résistance et la tonicité de ses organes et de ses vaisseaux , soit par des causes profondément débilitantes, la diète, la chlorose ancienne , etc., soit surtout par l'âge , doit mettre la plus grande précaution dans l'usage des bains de mer à la lame et doit tout redouter de cet agent perturbateur. Avis à ces vieillards, comme il en arrive tous les ans aux bords de la mer, qui viennent chercher le soulagement de quelque affection chronique, et qui souvent ne trouvent que la mort , soit immédiate et pendant leur séjour au bain, soit après leur saison et lorsqu'ils sont rentrés chez eux.

Un autre extrême de la vie se présente naturellement à côté des vieillards à l'esprit du médecin. Les extrêmes se touchent, dit le proverbe, et le proverbe à raison. Dans l'enfance la force vitale ne s'est point épuisée, mais elle n'est point encore entière, aussi à peine serait-il besoin d'indiquer l'analogie. Cependant pour les enfants bien plus encore que pour les vieillards, il semblerait que chacun se hâte d'oublier en arrivant au bord de la mer les plus simples notions de l'hygiène usuelle. Tous les jours, à chaque plage, vous voyez les mères les plus tendres, les plus faibles pères, ordonner sans pitié de plonger et de retenir dans la mer de pauvres petits êtres chétifs et étiolés, qui hurlent de douleur et d'effroi et qui tremblent la fièvre pendant des heures en sortant de ces terribles ondées. Autrefois les Spartiates employaient des moyens pareils pour débarrasser la patrie de tous les enfants chétifs qui n'eussent point été capables de supporter les fatigues de ce peuple de fer. Mais si nous voulons imiter en cela ce peuple à demi-barbare, retranchons aussi de nos habitudes toute cette confortabilité, tout ce bien-être d'un peuple civilisé, qui non-seulement ramollissent et rendent impressionnables les pères et les mères, mais qui continuent leur action jusque sur les enfants à naître. Le tempérament lymphatico-nerveux des nations intelligentes se perpétue aussi bien dans notre postérité que toutes les autres diathèses, que le tempérament barbare, pour ainsi dire, chez le peuple spartiate; et si nous voulions aujourd'hui régénérer le sang français, ce serait par millions qu'il nous faudrait sacrifier nos enfants sur l'autel de la patrie.

Mais, à côté de ces notions vulgaires, il se présente une question médicale bien peu connue, bien peu étudiée et pourtant de la plus grande importance. Quels sont donc les cas où les bains de mer doivent être employés avec succès, et quel est le moyen, avant d'avoir fait un voyage parfois de quelque cent lieues, de reconnaître si cette médication sera utile, dangereuse, nuisible ou sans résultat pour le malade. Les bornes restreintes que je me suis imposées dans cet ouvrage me font

hésiter à aborder cette question. Il est si pénible de ne faire
qu'effleurer lorsque l'on voudrait examiner à fond, d'indiquer
légèrement lorsque l'on voudrait discuter et prouver, de citer un
fait lorsqu'on en possède des milliers. D'ailleurs cette théorie se
lie d'une manière extrêmement étroite à celle de l'action de
l'hydrothérapie ; et lorsque armé déjà d'une longue expérience
sur les points les plus opposés, après trente-neuf ans
de pratique médicale, après avoir huit années dirigé par moi-
même toutes les expériences possibles dans un établissement
thermal, et employé de toutes les manières et bien souvent
avec des succès inespérés et des résultats tout à fait nouveaux,
aussi bien les eaux-mères des salines de Gouhenans, que les eaux
thermales de Luxeuil et que l'eau ordinaire en douches et
d'après les procédés modernes ; lorsque, dis-je, sachant à quoi
m'en tenir sur l'hydrothérapie ordinaire, j'ai voulu aussi me
rendre raison de l'action de l'eau de la mer, j'étais bien résolu
à publier dans un grand ouvrage le résultat de ma longue expérience et l'examen comparatif de toutes ces médications. Aussi,
comme cette brochure manquerait son objet si elle se faisait
trop attendre ; comme il s'agit surtout d'empêcher la foule de se
porter sur un autre point en croyant ne pouvoir trouver au
Croisic que des déceptions de toutes sortes, je renverrai à cet
ouvrage que je ferai bientôt paraître, les médecins qui seraient
curieux de connaître des faits observés consciencieusement par
un homme qui a toujours été passionné pour la médecine, et
je m'efforcerai pour cette fois de ne dire que des choses qui
n'auront besoin ni d'explications, ni d'interprétations, ni de
preuves trop nombreuses.

Si l'on pouvait toujours discerner au premier abord les cas
de faiblesse réelle d'avec ceux de faiblesse apparente; si l'on
savait toujours reconnaître le véritable degré de force réactive
que possède chaque individu, le problème serait presque résolu,
au moins dans une de ses parties les plus importantes, c'est-

à-dire que l'on pourrait presque dans tous les cas reconnaître si le bain de mer ne peut pas être dangereux ou nuisible. Mais c'est là même une des parties les plus difficiles de la médecine, celle qui prête le plus aux erreurs du diagnostic, celle ou même la plus longue expérience ne suffira pas pour asseoir le diagnostic si elle n'est aidée de cette sorte d'intuition que l'on nomme le tact médical. Un état maladif étant donné, se manifestant surtout par une faiblesse générale, par de la maigreur et de mauvaises digestions, savoir toujours reconnaître si cet état de souffrance dépend seulement d'une sorte de diathèse mal définie, d'un état nerveux sans lésion, ou bien d'anciens excès, d'anciennes maladies, ou bien enfin si les accidents apparents ne sont que de simples symptômes d'une affection beaucoup plus grave et qui a été méconnue, voilà le grand écueil où vient si souvent se briser le savoir même des médecins très-connus, voilà une source d'erreurs les plus complètes, erreurs que viennent tous les jours nous révéler l'auscultation, la percussion, un examen plus approfondi, où même et très-souvent, les résultats pernicieux de telle ou telle médication. Et non-seulement les plus grands médecins s'y sont laissé prendre; mais quelques-uns même ont nié jusqu'à l'existence de classes entières de ces maladies; et s'appuyant sur certains cas où ils avaient trouvé dans quelque affection méconnue la cause de souffrances attribuées par d'autres à une sorte de diathèse, ils ont nié complétement l'existence de maladies générales sans quelque lésion locale.

C'est là pourtant ce qu'il faut savoir avant toute chose. *La faiblesse que l'on veut guérir par les bains de mer à la lame dépend-elle d'une lésion locale?* Ou bien est-ce une souffrance générale? Dans le premier cas, c'est à-dire toutes les fois que les symptômes d'anémie dépendent de la souffrance de quelque organe important, soit que cette souffrance agisse par l'intermédiaire d'une fièvre lente, soit qu'elle mette primitivement obstacle à la régenération du sang, le bain de mer à la lame, comme agent excitant, est en général un moyen très-nuisible ; et cela se comprend très-aisément ; car, lorsqu'un organe est déjà en souffrance, lorsque ses vaisseaux se trouvent plus développés par l'inflammation, que son tissu est devenu plus sensible, ce ne peut jamais être une chose indifférente que d'y faire affluer le sang, ne fût-ce que momentanément. Qui ne sait, en effet, que lorsqu'on est porteur d'une brûlure à la main , on augmente la souffrance en se posant autour du bras une ligature imparfaite qui empêche le retour du sang veineux et force les vaisseaux de la partie malade à se distendre ; eh bien ! telle est au total l'action du bain de mer. Dans le premier instant l'impression du froid chasse le sang de la périphérie et le pousse à l'intérieur, et par conséquent vers l'organe malade. Dans le second moment, lorsque la réaction s'établit, en exagérant les mouvements du cœur, elle amène encore vers l'organe souffrant une plus grande quantité de sang. Aussi, règle générale, en cas d'inflammation locale d'un organe intérieur, exagération par le bain froid de la souffrance locale et secondairement de l'état général. A plus forte raison encore ne peut-on pas diminuer ainsi la faiblesse lorsqu'elle est dépendante de la souffrance d'un organe nécessaire à la sanguinification, puisque dans ce cas on rend les fonctions de l'organe lésé encore plus imparfaites en le congestionnant, ne fût-ce qu'un instant.

Du reste, et je me hâte de le dire, ce n'est la plupart du temps point au médecin que l'on doit attribuer des erreurs si souvent funestes. Le bain de mer est devenu maintenant un agent si vulgaire que le malade, le plus souvent, ne croit pas même nécessaire de consulter aucun médecin pour savoir si cet agent pourrait lui convenir. Madame X*** a appris que M. Z*** s'était beaucoup fortifié et engraissé aux bains de mer ; comme elle se trouve maigre et faible et que d'ailleurs son médecin lui a conseillé une saison de bains, madame X*** n'hésite nullement à choisir d'elle-même les bains de mer de préférence à tous autres; et bien souvent même, lorsque leur emploi intempestif aura amené chez elle de sérieux accidents, elle rejettera sur son médecin une faute dont elle seule est coupable. Mais, encore une fois, il n'y a aucun rapport à établir entre le bain de mer à la lame et une source thermale quelconque. Il ne faut même comparer en rien le bain de mer froid au bain de mer chaud; celui-ci agit surtout par ses sels, celui-là surtout par la réaction qu'il détermine. C'est vraiment une chose étonnante que cette extrême légèreté que l'on met dans l'emploi d'un des agents les plus actifs de la médecine par l'eau minérale. On hésite, on consulte, quand il s'agit d'aller à telle ou telle source qui renferme à peine quelques traces de sels, et l'on se croit toujours assez savant pour se prescrire l'eau de mer, soit chaude et comme agent minéral absorbable des plus actifs, soit froide et comme énergique agent perturbateur. Et pourtant, surtout dans le dernier cas, il se présente des questions qui demanderaient toute l'attention d'un médecin habile; ainsi, il ne suffit pas d'avoir constaté la non-existence de quelque lésion viscérale, il faut encore, pour prescrire sagement l'emploi des bains à la lame, avoir pu reconnaître le degré précis de force réactive que possède le malade. Faute de cette appréciation vous prescrivez un bain qui, au lieu d'exciter légèrement les fonctions digestives, en rendant plus complètes celles de la peau, allumera chaque fois chez le malade une véritable fièvre avec perte de l'appétit et avec courbature générale. C'est cette force de réaction, si elle est active, qui vous permettra d'user avec avantage du bain dans les souffrances des membranes muqueuses, en occasionnant sur la peau une irritation dérivative; tandis que, sans la réaction, le froid, en diminuant les fonctions de la peau, ne ferait qu'augmenter encore la souffrance que l'on veut guérir.

Un des plus habiles médecins modernes a fait à propos d

la résistance vitale une théorie qui, si elle était vraie, simpli-
fierait singulièrement la question. Selon lui, il existerait chez
l'homme une force de résistance vitale, distincte absolument de la
force d'assimilation, mais intimément liée à la force de calorification et en raison directe de laquelle serait toujours la possibilité
de résister aux forces perturbatrices quelconques, et aussi bien
aux agents morbifiques spécifiques qu'aux simples agents physiques. En effet, la médecine serait singulièrement simplifiée
si l'on pouvait ainsi expérimentalement jauger, pour ainsi
dire, une force de laquelle dépendrait le plus ou moins d'actions
de tous les agents morbifiques ou médicinaux. Désormais, il
ne faudrait pas longtemps pour reconnaître la résistance d'un
malade et l'on pourrait hardiment lui administrer des remèdes,
dont on pourrait toujours savoir d'avance la limite d'action.
Mais malheureusement un instant de réflexion vient détruire
toute cette brillante théorie. Prenons un exemple familier à
tous ceux qui ont suivi pendant quelque temps des salles
d'opérés. Un malade a une grande opération à subir ; souffrant
depuis peu de temps, il est encore plein de force et de vigueur:
si on l'opère en ce moment, il est très-probable qu'il ne pourra
résister aux accidents consécutifs, tandis qu'il en triomphera
aisément lorsque sa résistance aura été brisée et détruite par
une longue suppuration. Doit-on rapporter chez cet homme le
succès de l'opération dans le second cas et son insuccès dans le
premier, au plus ou moins grand degré d'une force innée
comme l'intelligence, et que l'on appelle la puissance de
résistance vitale? Mais la résistance vitale avait diminué au lieu
d'augmenter dans le second cas, puisque ce malade, lorsqu'il
a été épuisé, est devenu bien plus apte qu'auparavant à recevoir les influences morbifiques étrangères, telles que les miasmes
épidémiques. Ceci n'est-il pas au contraire une preuve que le
danger d'une grande perturbation tient à la trop grande propor-
tion de cette force, la force de réaction, la résistance vitale, si

l'on veut, bien aussi souvent qu'elle peut tenir au degré trop faible de cette force.

Prenons une comparaison vulgaire. Nous ressemblons pas mal à un vaisseau qui prendrait eau constamment par des fissures, mais qui serait muni d'une pompe à vapeur suffisante pour lui enlever constamment autant d'eau qu'il en pourrait prendre. Dans ce cas la force vitale de réaction est représentée par la force d'expansion de la vapeur, force indéfinie, mais dont l'usage est aussi limité par la faiblesse des intermédiaires par lesquels elle doit agir. Eh bien ! regarderez-vous comme remplissant mieux son but votre machine, si vous en aviez poussé la tension aux dernières limites, et ne craindriez-vous point alors le moindre choc, la moindre perturbation qui vînt troubler cet équilibre instable ? Ou si vous préférez, nous ressemblons à une de ces boules en caoutchouc que l'on remplit d'air pour les faire réagir. Si elles ne sont point assez gonflées, elles ne réagiront pas ; mais si elles le sont trop, elles seront brisées au premier choc.

Ainsi nous admettrons facilement que la force de réaction soit en raison directe de la force de calorification ; mais ce que nous nions absolument, ce que l'expérience du bain de mer vient démentir tous les jours, c'est que la possibilité de résister soit en raison directe de cette force ; ainsi l'individu qui de tous se trouvera habituellement le mieux du bain de mer, sera celui qui en entrant dans l'eau se laissera refroidir sans en avoir la conscience, qui trouvera l'eau chaude, comme l'on dit, parce que la surface de son corps sera plus froide que l'eau ; qui sortira et restera longtemps avec les mains et la peau très-fraîches, et chez lequel, en un mot, la puissance de calorification n'est que moyenne. D'ordinaire, ce sont les personnes de ce tempérament qui peuvent supporter les bains les plus longs et les plus souvent répétés ; tandis que cet autre qui, en se mettant dans l'eau, aura senti l'impression du froid, résultat de la différence de température de la peau et de l'eau; qui, sans frissonner, trouvera encore l'eau froide en sortant; qui, aussitôt rentré dans sa cabane sera dans le même état que s'il sortait d'un bain très-chaud; chez qui, en un mot, la puissance de calorification aura été tout d'abord et restera triomphante des agents extérieurs; celui-là, en général, se trouvera assez mal du bain de mer à la lame; il y éprouvera une sorte de fièvre et à peu près le même effet que celui chez lequel la force de calorification trop faible aura dû lutter très-longtemps et aura amené la fièvre, par excès de fatigue. Ainsi d'un côté, résistance à un agent perturbateur, diminuée par excès de force de calorification; de l'autre côté, diminuée par défaut de cette même force. C'est bien le cas de dire encore une fois cet axiome si vrai et qui rend la pratique médicale si difficile, *les extrêmes se touchent.*

S'il est certain que la force de réaction, lorsqu'elle est en excès, peut être une cause de grands dangers et diminuer plutôt qu'augmenter la résistance vitale, il n'est pas moins évident que l'on doit toujours tâcher de l'élever jusqu'au niveau convenable lorsque, et le cas est très-fréquent, elle n'est que très-peu puissante. C'est là justement une des plus grandes utilités du bain à la lame bien réglé et bien dirigé.

Lorsqu'un individu a subi une diète prolongée et que par là son estomac a perdu en très grande partie la force digestive, quel sera le moyen de rendre à cet organe son ancienne vigueur? Ce sera de l'exercer convenablement. Eh bien! il en est de même de la force réactive et de la force digestive. L'une comme l'autre vous ne pouvez les ranimer que par leur excitant naturel : l'aliment pour la digestion, la brusque transition pour la réaction, et ce n'est point là que s'arrête l'analogie. Si vous voulez faire agir à l'excès la faculté diminuée, au lieu de la ranimer, vous l'affaiblissez encore, aussi bien dans un cas, en augmentant la quantité de l'agent perturbateur, que dans l'autre, en augmentant la quantité de l'agent digestible ; tandis qu'au contraire , en faisant subir une sorte d'éducation progressive à la faculté qui a été en partie détruite, vous pourrez presque toujours parvenir à la régénérer. Et c'est pourquoi j'ai mis plus haut la faiblesse de la réaction au nombre des premières contre-indications du bain de mer à la lame ; tandis que je la range maintenant parmi les affections où l'eau de mer froide est le plus puissamment utile ; parce que dans le premier cas j'avais en vue un agent aveugle et brutal , (c'est-à-dire le bain à la lame pris selon le caprice de chaque individu) , tandis que maintenant je veux parler de ce même agent tel qu'il est modifié par une main intelligente. En résumé , dans un cas de faiblesse générale résultat du manque presque complet d'action réactive, si vous voulez venir aux bains de mer pour n'agir qu'à votre guise , pour vous plonger pendant des quarts-d'heure entiers dans l'eau , ou même pour ne modifier en rien pendant votre traitement le mode d'administration de cet agent perturbateur, restez chez vous ; vous ferez beaucoup mieux que de venir au bain pour vous en retourner ensuite brisé de toutes les manières, ou peut-être même pour n'en pas revenir. Si au contraire vous venez avec l'intention de vous confier aux mains d'un médecin habile, de suivre aveuglément ses prescriptions, et de ne rien vous permettre sans son ordre ; oh ! alors , vous pouvez espérer énormément des bains de mer , et même peut-être plus que de tout autre remède quel qu'il soit.

Ce n'est pas, comme bien on le pense, sur le bord de la mer, que j'ai commencé à apprendre ces choses sur l'effet des réactions modérées et progressives ; mais, comme inspecteur d'un établissement thermal, j'ai voulu me rendre compte de tout ce que je pourrais tirer des agents médicaux qui m'étaient confiés, et j'ai ajouté aux procédés déjà employés toutes les ressources de l'hydrothérapie allemande. Pendant longtemps je n'ai voulu confier à qui que ce soit le soin de l'emploi même des moyens que je conseillais. Moi - même je donnais la douche, et par moi - même je mesurais chaque jour le degré exact de la température de chacun des bains que je faisais donner. Quant aux résultats que j'obtins ils furent souvent merveilleux : ainsi c'est en donnant la douche à percussion le long de la colonne vertébrale que j'ai appris que lorsqu'une affection d'un des viscères abdominaux a duré pendant un certain temps, il existe le plus souvent vers les trous de conjugaison qui se trouvent au même niveau que cet organe, il existe, dis-je, une sensibilité anormale s'accompagnant parfois de gonflement, gonflement pouvant aller même jusqu'au renversement partiel des vertèbres.

Lorsque je communiquai ce fait à MM. Guersant, Récamier, Biet, Marjolin, Pidoux et autres, soit à ma table, soit ailleurs, il était encore tout à fait nouveau. Maintenant je crois qu'il a fini par entrer dans le domaine de la science.

Toujours est-il que cela m'a donné dans maintes occasions le moyen de reconnaître l'existence ou la pré-existence d'anciennes affections et, chose bien plus précieuse, de porter remède à des souffrances qui s'aggravaient au lieu de diminuer et qui auraient fini par entraîner fatalement la mort du malade. En effet, dans des milliers de cas où, sans qu'on pût reconnaître de lésion locale, les malades éprouvaient un trouble nerveux insolite, s'accompagnant de douleurs névropathiques, souvent d'un désordre général des fonctions, parfois d'amaigrissement et de faiblesse, quelquefois même de paralysie progressive ; dans un grand nombre de souffrances de ce genre le moyen à réaction par excellence, la douche écossaise alternativement chaude et froide, m'a permis d'améliorer et même de guérir des états désespérés.

M. Abel R., médecin distingué de Chaumont, avait eu le choléra en 1832, (le choléra de 1832 m'a du reste fourni beaucoup d'observations analogues). Depuis cette époque il souffrait beaucoup de l'estomac, son corps se penchait en avant, sa figure s'était couverte de cette rougeur si fréquente chez les ivrognes, et tout chez lui annonçait un homme livré à l'hypocondrie. Son état permanent de souffrance lui donna la pensée d'aller en chercher le soulagement aux eaux thermales de Plombières. Mais comme, en passant par Luxeuil, il me fit l'honneur de me rendre visite, je vis au seul aspect de sa figure que non-seulement il devait souffrir de l'estomac, mais que les vertèbres dorsales correspondantes devaient avoir augmenté de volume et être le siége d'une vive douleur; et pour lui en démontrer instantanément la vérité, j'appliquai le doigt sur le point que je lui désignais. M. R. après avoir passé vingt-quatre heures à Plombières, revint se confier à mes soins. Nous procédâmes par des douches chaudes et froides, en arrosoir et par simple frôlement, car la moindre percussion était douloureuse; plus tard on y ajouta le bain prolongé. Le soulagement se manifesta dès les premiers jours. M. R. reprit de l'embonpoint, la rougeur de ses joues disparut; et quand il quitta Luxeuil, il semblait presque dans un complet état de santé.

Mlle Th., sœur d'un honorable praticien de Montbéliard, âgée de 46 ans, malade depuis plusieurs années par suite d'une gastro-entérite, vint en 1839 prendre les eaux de Luxeuil. Soumise dès le début de sa maladie à un traitement antiphlogistique des plus rigoureux, à une diète des plus sévères, cette demoiselle avait fini par ne plus pouvoir mettre quelques onces d'aliments dans son estomac sans y éprouver de grandes douleurs, ce qui l'obligeait à ne plus vivre qu'avec quelques gouttes de lait coupé, d'eau panée, d'eau de gruau. Cette malade, d'une taille élevée, d'un visage triste et sévère ressemblait littéralement à un squelette sur lequel on aurait collé une peau jaunâtre, ridée et couverte d'une légère couche de boue désséchée. Du reste, ses facultés intellectuelles étaient intègres et sa volonté inébranlable au milieu d'une impressionnabilité nerveuse si grande au moral et au physique qu'elle ne pouvait avoir de calme que dans l'isolement et l'éloignement de tout bruit. Le plus léger frôlement du doigt dans la longueur de la colonne vertébrale et sur la région épigastrique lui était douloureux. Il n'y avait pas de vomissement, pas d'engorgement de viscères, les selles étaient rares, les urines abondantes et claires. L'eau froide formait toute la boisson de la malade. Mlle Th. avait résisté plusieurs années au désir que lui exprimait son frère de l'envoyer aux eaux, parce que, me disait-elle, elle avait de l'eau une peur instinctive.

Je commençai le traitement par un bain tempéré de cinq minutes, et cependant ce bain donna lieu à de l'agitation dans la nuit, et à une chaleur insolite qui laissa penser que les bains lui seraient plus nuisibles qu'utiles. Plusieurs tentatives eurent le même résultat; un dégré de plus ou de moins dans la température donnait lieu à des sensations toutes différentes, et la malade, loin d'éprouver du soulagement, devenait de plus en plus souffrante. Ce fut alors que je soumis Mlle Th. à l'action de la douche sur la colonne vertébrale par le simple frôlement de l'eau tiède et froide. Mes premiers essais ne furent pas heureux. La doucheuse donnait l'eau trop chaude ou trop froide, la percussion en était trop vive, trop soutenue sur le même point, son temps de durée trop long. Je devins alors moi-même le doucheur, et, à force d'essais et de tâtonnements, mes efforts furent couronnés d'un si entier succès, qu'après quarante jours de séjour à Luxeuil, Mlle Th. était complètemeut méconnaissable, sa peau était décrassée, son teint naturel, sa maigreur diminuée, son appétit soutenu, ses digestions bonnes, seulement l'estomac ne pouvait recevoir encore qu'une quantité modérée d'aliments à la fois.

La cause des maladies dont je viens de rapporter l'histoire, provenait d'un état primitif de souffrance des voies digestives. Dans l'observation qui va suivre c'est l'uterus qui a été le point de départ, et ces cas sont excessivement nombreux, comme le peuvent constater tous les médecins des eaux minérales.

Mlle P., d'un tempérament lymphatique et nerveux, âgée de 18 ans, avait été réglée à 11 ans. Habituée dès ses plus jeunes années à vivre dans les salons, sa sensibilité nerveuse s'était developpée au point qu'elle se trouvait blessée par les plis d'une feuille de rose. Dès la seconde année de sa menstruation, elle commença à ressentir de violentes coliques au moment de ses époques et cette disposition morbide s'accroissant de plus en plus, l'éréthisme des organes genito-urinaires devint tel pendant les règles que son médecin ne trouvait pas d'autres moyens pour conjurer les phénomènes spasmodiques locaux et sympatiques de l'estomac, du cerveau, du cœur et des poumons que l'application de quelques sangsues sur le col même de l'uterus, méthode doublement déplorable et contre laquelle je m'élevai en vain, pendant longtemps, car le soulagement momentané qui en était le résultat était mille fois racheté par l'inconvenance du procédé et par les conséquences nerveuses d'une déplétion sanguine qu'on ne pouvait maîtriser à son gré. Le résultat de cette médication imprudente fut un état de chloro-anémie avec sensibilité exagérée de toute la colonne vertébrale, et douleur pongitive dans la région sacrée, état contre lequelle on employa en vain quatre cautères et tous les moyens conseillés par MM. Récamier, Pidoux, Andral et Therial. Ce fut alors que Mlle P. fut envoyée à Luxeuil pour être confiée à mes soins. Je la trouvai dans un état de leuco-phlegmasie alarmant. Quatre cautères couvraient la région sacrée; mais la malade n'en éprouvait aucun soulagement. Son état névropathique était extrême. Je supprimai peu à peu les exutoires, et commençai mes douches; ce qui n'était pas très-facile, car depuis longtemps la malade, déshabituée de marcher, ne pouvait se tenir debout un seul instant. Ce fut donc étendue sur un lit de sangle que je lui donnai mes premières douches en arrosoir et par simple frôlement de la colonne vertébrale. Enfin après bien des jours de douches, de massage, de frictions, je vis cesser ce long état de souffrance et la malade se retablit si bien qu'elle fut en état de se marier l'année suivante et qu'une année après elle était devenue mère.

Mais ce n'est pas seulement aux souffrances de ce genre que se limitait l'action de la médication par les réactions faibles et répétées. Dans bien des cas il n'existait aucune sensibilité anormale le long de la colonne vertébrale, bien certainement il n'avait jamais existé aucune inflammation viscérale, et pourtant on retrouvait encore, cet état de névropathie, de trouble, de désordre, dont la persistance fait croire si souvent à de véritables lésions organiques. C'est alors surtout que les douches écossaises se sont montrées un remède héroïque; mais ce n'était plus par simple frôlement qu'il fallait agir, et la percussion devenait un auxiliaire puissant et souvent nécessaire.

Ce fut là le cas de Mlle Zoé de B., de Salins. Alors. âgée de 20 ans, elle fut envoyée en 1837 pour prendre les bains de Luxeuil. Cette demoiselle était dans un état de faiblesse et de consomption tel que ce fut avec la plus grande difficulté qu'on put la rendre à destination. Je n'ai jamais rien vu au monde d'aussi maigre, si ce n'est peut-être cette demoiselle de 31 ans, qui est morte d'une attaque d'apoplexie à la suite d'un bain de mer, et dont j'ai raconté l'histoire. Mlle Zoé était donc d'une maigreur affreuse, une peau jaune et terreuse était collée sur un squelette dépourvu de muscles et de tissus graisseux, sa parole était faible et inarticulée, sa langue couverte d'une couche limoneuse, sa bouche remplie d'aphtes, son appétit nul, ses digestions des plus pénibles et avec hoquet, son intelligence abaissée, ses mouvements lents, son pouls à peine perceptible et cependant très-fréquent. Elle n'accusait du reste aucune souffrance. Son médecin avait diagnostiqué son mal d'une affection de la moëlle épinière. Mlle Zoé n'avait jamais été réglée, elle s'était élevée délicate et était arrivée lentement à cette émanation graduelle contre laquelle avaient échoué toutes les médications fortifiantes et toniques.

J'avoue, qu'alarmé de l'état de la malade, je croyais peu dans l'efficacité des moyens balnéaires pour en triompher. L'essai que je fis d'un bain tempéré, puis d'un bain chaud et court fut loin d'être satisfaisant; et j'allais renoncer à tout emploi de l'eau minérale, cependant je soumis ma malade à une douche en arrosoir, alternativement chaude et froide, d'une minute de durée L'effet en fut assez avantageux pour m'encourager. Chaque jour j'augmentais la durée de la douche, et la semaine ne s'était pas écoulée qu'une amélioration sensible s'était manifestée dans les fonctions digestives et dans l'état général de la malade. Elle ne se plaignait plus que d'une chose; c'était que la percussion de la douche n'était ni assez forte, ni assez prolongée. Je remplaçai l'arrosoir par le piston et je donnai à la douche une puissance assez forte pour obliger la malade à s'appuyer contre une barre transversale, si elle ne voulait pas être renversée. Mlle Zoé subit six semaines cette manœuvre, et le succès en fut tel qu'on voyait à vue d'œil les muscles se développer et le tissu cellulaire se remplir de graisse. En même temps les fonctions digestives s'étaient rétablies, les règles étaient venues et Mlle Zoé, contre toutes prévisions, se maria et devint mère avec toutes les joies de la famille.

Comme on le voit les résultats de la méthode à réaction étaient remarquables. Cependant les succès se multipliaient et j'avais fini par prendre par l'habitude une telle précision de diagnostic que, dans ces affections où la plus légère différence de température ou de percussion est souvent si sensible, il était bien rare que mes prescriptions ne fussent en parfait accord avec l'état du malade. Ce fut alors que je songeai à expérimenter les bains de mer. Je devais sur les côtes trouver des adjuvants bien puissants pour ma médication. D'abord cette action du sel sur la peau qui facilite la réaction en même temps qu'elle produit une légère dérivation bien souvent utile ; et puis cet air de la mer, cet air décarbonisé, bien plus pur, bien plus oxigéné qu'on ne le trouve même sur les montagnes ; et puis l'action du soleil, l'action de la lumière, si utile pour les plantes comme pour les hommes, et que la reverbération par le sable et par l'eau viennent multiplier à l'infini.

Longtemps je fus retenu par les remontrances de ma famille, par les instances de mes amis, par les soins à donner à l'éducation de mes enfants ; mais enfin je cédai à ma passion pour la médecine et, comme ma clientelle, qui se compose de la noblesse de la Franche-Comté, part tous les ans au printemps pour ne revenir qu'à l'automne, je résolus d'aller expérimenter au bord de la mer; et voilà comment je suis au Croisic.

J'avais demandé un titre officiel. Les notes fournies au ministère, qui portaient à plusieurs milles le chiffre annuel des baigneurs, faisaient regarder le Croisic comme le plus important des établissements non pourvus d'inspecteur. Une inspection y fut créée, et en arrivant, la première chose que j'eus à constater ce fut l'inexactitude des rapports transmis au gouvernement Pourtant le sort était jeté. J'étais au bord de la mer, et mon unique pensée fut de tirer tout le parti possible de l'eau saline.

Qu'on n'aille pas s'aviser pourtant de croire que c'est d'après mes conseils que furent exécutées ces inutilités couteuses qui ont dépensé en pure perte tant de temps et tant d'argent. J'avais conseillé aux exploitateurs de plages de faire des établissements hydro-thérapiques; c'est-à-dire, quelques appareils de douches de vapeur, de douches chaudes et froides, tels qu'ils sont maintenant dans les grands établissements d'hydro-thérapie. J'étais même retourné à Paris, voir aux Néothermes et à Enghien les appareils qui peuvent s'adapter aux bains de mer, et j'avais mis M. Deslandes en rapport avec M. le docteur Boulard.

Mais quant à construire un immense bassin pour y recevoir l'eau de la mer dans une espèce de cave où le malade ne peut avoir ni l'action de l'air, ni celle de la lumière, ni le choc et l'agitation des lames, ni même cette succession de lames chaudes et froides qui reproduit sur une plage sablée l'action de la douche écossaise : voilà une de ces idées burlesques comme il n'en pouvait jamais entrer dans l'esprit d'aucun médecin. Dans quel but en effet ? serait-ce pour remplacer pendant le bain, par le froid de carreaux toujours à l'ombre, l'impression si agréable et si utile du sable échauffé par le soleil ; pour remplacer, par la vue de quatre grands murs surmontés d'un toit, ce paysage toujours mouvant, toujours animé de la grande mer avec les barques qui la sillonnent ; pour faire respirer l'atmosphère renfermée d'une cave à la place de cet air si pur et si utile de la mer ; et pour mettre une eau immobile et croupissante à la place de cette lame excitante, dont l'effet bien apprécié par tout le monde, a fait donner aux bains de mer le nom de bains à la lame.

Car il ne faut pas quelques personnes se figurent, d'après certaines affiches, qu'un bassin pareil pourrait permettre aux malades de continuer avec les mêmes avantages pendant l'hiver la saison qui se termine d'ordinaire en automne. Il serait nécessaire pour cela de maintenir à une température convenable toute l'eau renfermée dans ce bâtiment; autrement, sans l'exercice immédiat à l'air libre, la dépense de force réactive que nécessiterait une température aussi basse, et surtout dans une eau tranquille et sans lame, empêcherait toujours les malades de continuer une médication aussi violente, et c'est à peine si les personnes bien portantes les plus robustes y pourraient résister longtemps.

Si l'hydrothérapie était encore dans son enfance, on pourrait penser que cet immense bassin n'a été construit que pour refroidir subitement la surface du corps de ceux qui

sortent d'un bain de vapeur ; mais comment croire que l'on ait
songé à un procédé aussi naif, lorsque les douches à colonnettes
et à demi-cercle permettent de remplir les mêmes indications ,
mais d'une manière rationnelle et toujours facile à régler ? On
peut toujours, avec ces dernières , augmenter ou diminuer la
réaction en changeant la température ; mais comment pourrait-
on changer pour chaque cas la température de l'eau du bassin,
et autrement comment pourrait-on espérer d'appliquer pendant
l'hiver , par exemple, à des gens valétudinaires une médication
que M. Trousseau traite même de brutale , lorsqu'il s'agit des
solides organisations du nord? Mais à supposer même que le
bassin puisse servir en ce cas à quelque chose comme réservoir
pour prendre l'eau que l'on ferait chauffer ensuite, il n'existe
rien dans tout ce pays qui puisse permettre de conserver pendant l'hiver les malades aux bains de mer.

Voici les conditions qu'en 1853 la Commission des eaux
minérales, dans son rapport à l'Académie indiquait comme
indispensables pour permettre dans un établissement l'usage
des eaux minérales en hiver :

« Pour cela il faut que l'établissement présente certaines
« conditions.

« 1° Qu'il soit situé dans un climat suffisamment chaud pour
« permettre aux malades plusieurs heures d'exercice en plein
« air pendant la journée dans le but de prévenir leur étio-
« lement ;

« 2° Que la température soit entretenue de 18 à 20 degrés
« dans toutes ses dépendances les plus accessoires, afin de
« rendre tout refroidissement impossible après les bains et les
« douches.

« Ces conditions, ajoute l'honorable rapporteur de l'Acadé-
« mie, M. Patissier, ne se trouvent réunies qu'au Vernet et à
« Amélie-les-Bains, localités pourvues de sources à températu-
« ture assez élevée pour échauffer tout l'intérieur des établis-

« sements et situées dans le Roussillon, contrée la plus chaude
« de la France, même en hiver. »

Il n'est pas besoin de commentaire pour quiconque connaît
l'établissement de la plage de M. Deslandes. Ces chambres
étroites, séparées par de simples cloisons et où l'on vit en
même temps avec ses voisins du bas, du dessus et des côtés,
bien heureux encore lorsqu'on n'entend pas les voisins des
autres extrémités et lorsqu'on n'est pas réveillé par tous ceux
qui passent dans le corridor commun. Comment y entretenir
une température uniforme, lorsqu'il n'existe dans les chambres,
ni cheminée, ni poêle, ni simple calorifère, et lorsque d'ailleurs, la crainte d'étouffer faute d'air vous oblige le plus souvent à tenir la fenêtre ouverte. M. Deslandes n'a pu sérieusement
avoir une telle pensée. Rien n'est disposé pour faire une mai-
son de santé et d'éducation d'hiver et d'été, et je ne comprends
pas M. de la Barre, médecin-dentiste, exhortant la soi-disant
administration du Croisic à continuer pendant l'hiver la saison
des bains de mer.

Mais ne discutons pas sur des châteaux en Espagne et reve-
nons-en à la réalité. Sans contredit, le Croisic est de tous les
bains de mer un de ceux qui se prêtent le mieux à des résultats
médicaux. Nulle part peut-être ailleurs l'air n'est plus chargé de
sels que sur cette presqu'île, où d'un côté il lèche les salines et
l'autre la pleine mer ; et puis le fond des plages est de sable au
Croisic, et c'est une des choses les plus importantes pour faciliter
la réaction que ce sol que le moindre rayon de soleil échauffe.

Je ne veux pas parler ici de tous les avantages que l'on pourra
retirer des méthodes anglaises. Qu'il me suffise de dire qu'elles
ont pour but de régler, de faciliter et d'accélérer la réaction.

Quant aux bains de mer chauds, c'est surtout à la chaleur et
aux sels qu'ils contiennent qu'ils doivent leur action, ainsi
que toutes les eaux thermales, et il ne faut pas oublier qu'il est
bien peu d'eaux thermales chargées d'autant de sels et par con

séquent si actives que l'eau de la mer. Je renverrai donc à l'ouvrage que je me dispose à faire paraître , pour tout ce qui regarde l'action des bains de mer chauds , des eaux-mères des salines et autres moyens dont l'effet se rapproche de celui des sources thermales; et c'est ici que je vais terminer ce petit travail en exposant aux gens du monde quelques propositions sommaires; non point que je les croie nouvelles , mais parce que je les juge bonnes à être rappelées à l'esprit de tous ceux qui se disposent à venir passer une saison sur les côtes.

1. — Le bain de mer à la lame, par l'action topique des sels qui entrent dans sa composition , par l'effet gymnastique de ses vagues , par l'action perturbatrice de sa température plus ou moins abaissée , par l'air vif et décarbonisé qu'on respire au voisinage de la mer , par l'insolation à laquelle on est soumis , par l'exercice auquel on se livre , produit sur le corps de l'homme en santé un effet stimulant et tonique qui en fait rechercher l'emploi dans tous les cas de faiblesse générale ou partielle.

2. — La faiblesse à remplacer par la force est donc dans la pensée intime de toute personne qui se rend sur les bords de la mer pour trouver un remède à l'inertie naturelle ou acquise de ses fonctions organiques. Mais si en hygiène chacun croit pouvoir, sans contrôle, contrebalancer l'inertie par l'action, il ne peut plus en être de même en thérapeutique , où dans mille cas morbides la faiblesse n'est qu'apparente et où la gymnastique du bain de mer n'est plus dans les mains de la multitude qu'une force brutale agissant à la manière du bâton de l'aveugle , qui brise toutes les branches de l'arbre avant d'avoir pu atteindre celle qui porte le fruit qu'il convoite.

3. — Le bain de mer en hygiène est donc un moyen gymnastique dont on peut tirer un parti aussi avantageux que de tous les autres genres d'exercice possibles; mais, en thérapeutique, il devient un agent perturbateur dont l'action doit être

constamment réglée et contenue d'après la force ou la faiblesse de la réaction et selon le cas morbide et l'état particulier de chaque malade, si on veut pouvoir en retirer des effets curatifs.

4. — Diminuer l'action excitante de l'eau marine, en l'étendant par une quantité d'eau douce en rapport avec le dégré de sensibilité du sujet, ou l'augmenter en y faisant dissoudre une certaine quantité de sel, est certainement une pensée rationnelle et tout à fait médicale ; mais ajouter des eaux-mères des salines à l'eau marine, comme un bon moyen d'en *augmenter la puissance*, sans considérer la différence d'action des sels qui entrent dans la composition de l'eau marine et des eaux-mères, ce n'est pas une idée qui ait jamais pu entrer dans l'esprit d'aucun médecin un peu expérimenté ; et quand M. Trousseau, après un voyage en Allemagne, a cru devoir préconiser les eaux-mères, il n'a jamais voulu parler d'autre chose que de leur mélange avec les eaux thermales où l'eau ordinaire, moyen excellent que j'ai employé moi même à Luxeuil en 1837 et dans les années suivantes, avec les eaux-mères des salines de Gouhenans.

5. — Agent essentiellement perturbateur et excitant, l'eau de mer est nuisible à tous les cas de maladie aigües, et ne convient à aucune de leurs formes chroniques, quand le mouvement fébrile tend à se renouveler sous l'impression des plus petites causes morales où physiques, tandis qu'il n'en est pas de même de l'action de l'eau douce. Cependant quelques théoriciens, par analogie d'action, pensent pouvoir retirer de l'eau de mer les effets de sédation que dans les établissements hydro-thérapiques on obtient de l'eau douce. Mais c'est là une grave erreur, car, quel que puisse être le mode sous lequel on fasse usage de l'eau de mer, fût-ce même en poussière, l'action des sels qui entrent dans la composition de l'eau marine en fera toujours un agent excitant et contrebalancera tous les effets de sédation que l'on pourrait en espérer.

6. — Le bain de mer, malgré sa réputation de spécifique contre le lymphatisme et les scrofules, n'a de succès véritablement assuré que dans les formes indolentes et dans les manifestations extérieures, sans réaction fébrile ; mais dans les cachexies lymphatiques fébriles et dans les scrofules actives, l'eau marine, quelle que puisse être la forme d'application, aggrave le plus souvent les symptômes et hâte la marche fatale.

7. — La faiblesse générale par étiolement, par défaut d'exercice, par l'effet de longues suppurations, de pertes sanguines répétées, d'abtinence prolongée, de convalescence pénible, se trouve très-bien du bain de mer, quand on sait maintenir la perturbation en rapport avec les degrés de sensibilité, de force et de réaction qui appartiennent à chaque cas individuel.

8. — Il existe une infinité de cas pathologiques où la médication perturbatrice de l'eau de mer peut être utile. Parmi ces cas se trouvent beaucoup de troubles organiques qui ont pour point de départ l'utérus et ses annexes ; mais c'est ici surtout que ce genre de médication demande un diagnostic assuré et une main très-exercée, et ce sont cependant les cas de maladie où les femmes se précipitent aveuglément dans la mer avec le plus de conviction de ses avantages et de son innocuité.

9. — Dans les maladies connues sous le nom de névrose et surtout dans celles qui sont les conséquences d'affections des viscères abdominaux, les simples affusions d'eau de mer sur la colonne vertébrale ont un succès presque aussi grand que celui qu'on obtient des douches écossaises d'eau simple ; elles sont même préférables à ces dernières quand la névrose se trouve jointe à une faiblesse générale sans réaction fébrile et à beaucoup de torpeur dans les fonctions digestives.

10. — Les bains de mer chauds et froids sont dangereux pour les hommes de cabinet, comme pour les vieillards sujets aux vertiges et aux congestions céphalo-rachidiennes. Cependant

les uns et les autres se trouvent très-bien des bains tempérés, quand ils sont atteints de rhumatisme sans fièvre , quand leurs fonctions sont dans l'atonie , quand leurs organes sont empâtés, quand ils sont sujets à des douleurs erratiques. Dans ces divers cas, la pratique m'a prouvé que chez les vieillards ils produisent uue amélioration assez grande et assez persistante pour que je croie devoir indiquer aux personnes âgées de préférer les bains de mer tempérés aux eaux minérales les plus vantées, comme moyen de les rajeunir en atténuant leurs souffrances, en augmentant leur puissance digestive et en les désencroutant.

11. — L'eau de mer à l'extérieur sous toutes les formes exagère presque toutes les maladies de la peau et souvent elle en provoque de nouvelles. Son emploi sur le corps peut pourtant avoir une grande utilité quand il s'agit de rappeler à l'extérieur une affection de peau qui s'est portée sur les muqueuses, ou quand on veut faire passer à l'état aigu une affection lichénoide indolente.

12. — L'eau de mer à l'intérieur , prise par doses fractionnées, devient un médicament précieux pour combattre les affections ganglionnaires apyrétiques qui ont résisté aux préparations anti-strumeuses, surtout quant on joint à son emploi les douches de vapeur et les applications topiques alcooliques.

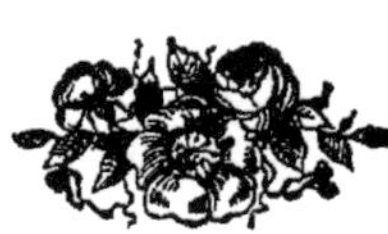

www.ingramcontent.com/pod-product-compliance
Ingram Content Group UK Ltd.
Pitfield, Milton Keynes, MK11 3LW, UK
UKHW021017120726
13693UKWH00005B/2039